AF457659

Docteur GOT

Ancien interne des Hôpitaux de Bordeaux
Médecin consultant aux Eaux à Cauterets

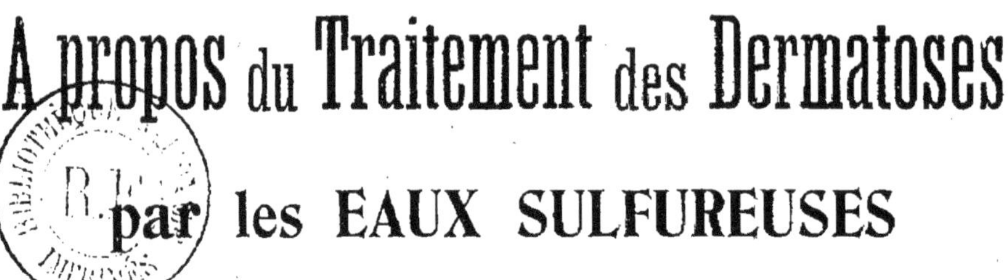

A propos du Traitement des Dermatoses par les EAUX SULFUREUSES

LE MÉCANISME DE LA Guérison de Cauterets

Communication à la Société d'Hydrologie et de Climatologie de Bordeaux et du Sud-Ouest
Réunion générale du 14 Janvier 1914

PARIS
EDITIONS DE LA "GAZETTE DES EAUX"
3, Rue Humboldt, 3

1914

Docteur GOT

Ancien interne des Hôpitaux de Bordeaux
Médecin consultant aux Eaux à Cauterets

A propos du Traitement des Dermatoses par les EAUX SULFUREUSES

LE MÉCANISME DE LA Guérison de Cauterets

Communication à la Société d'Hydrologie et de Climatologie de Bordeaux et du Sud-Ouest
Réunion générale du 14 Janvier 1914

PARIS
EDITIONS DE LA "GAZETTE DES EAUX"
3, Rue Humboldt, 3
—
1914

DU MÊME AUTEUR

Tuberculose laryngée chez une femme enceinte. Opportunité de l'interruption de la grossesse. (En collab. avec M. le Prof. agrégé Chambrelent, Société de Médecine et de Chirurgie de Bordeaux, 19 mars 1909, in *Gazette hebdomadaire des sciences médicales de Bordeaux*, 11 juillet 1909.)

Epidémie de pneumonie sénile. Action du collargol. (En collab. avec M. le Prof. agrégé Mongour, in *Journal de Médecine de Bordeaux*, 26 sept. 1909.)

Tumeur épithéliale à la face interne de la joue. (Société d'Anatomie et de Physiologie de Bordeaux, 10 janvier 1910, in *Journal de Médecine de Bordeaux*, 1er mai 1910.)

Anévrysme artériel diffus consécutif à une plaie de l'humérale par instrument tranchant. (En collab. avec M. le Prof. agrégé Princeteau. Société d'Anatomie et de Physiologie de Bordeaux, 17 janvier 1910, in *Journal de Médecine de Bordeaux*, 12 juin 1910.)

Polype fibreux de l'utérus sans pédicule (Société d'Anatomie et de Physiologie de Bordeaux, 14 mars 1910, in *Journal de Médecine de Bordeaux*, 4 septembre 1910.)

Fracture de la rotule (Idem.)

Hanche à ressort. Présentation de pièce fraîche. (En collab. avec le Dr Balard, Société d'Anatomie et de Physiologie, 18 avril 1910, in *Journal de Médecine de Bordeaux*, 18 septembre 1910.)

Fibrôme et Grossesse. (Société d'Anatomie et de Physiologie de Bordeaux, 2 avril 1910, in *Journal de Médecine de Bordeaux*, 2 octobre 1910.)

Sur un cas d'hématosalpynx. (Société d'Anatomie et de Pysiologie de Bordeaux, 4 juillet 1910, in *Journal de Médecine de Bordeaux*, 30 octobre 1910.)

Ecrasement de la main. Présentation de pièce fraîche. (Société d'Anatomie et de Physiologie de Bordeaux, 18 juillet 1910, in *Journal de Médecine de Bordeaux*, 18 décembre 1910.)

Grasse, station climatique. (En collab. avec le Dr Bourgeois, in *Journal de Médecine de Bordeaux*, 1er octobre 1911.)

Contribution à l'étude du syndrôme de Cotard. (Thèse de Bordeaux, 1912.)

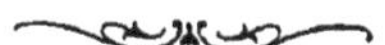

A propos du Traitement des Dermatoses par les EAUX SULFUREUSES

Le Mécanisme de la Guérison de Cauterets

Par le Dr GOT

Ancien interne des Hôpitaux de Bordeaux
Médecin consultant aux Eaux à Cauterets

Messieurs,

Au cours de la dernière séance de la Société, après le rapport si documenté de notre distingué confrère le Dr Méneau sur le traitement des dermatoses par les Eaux arsenicales de La Bourboule, M. le Dr Sellier a exprimé le vœu qu'un médecin représentant une station sulfureuse expose à son tour les résultats de l'hydrothérapeutique soufrée des maladies de la peau. Je me propose, ce soir, d'essayer de satisfaire devant vous le désir de notre dévoué Secrétaire général.

Toutefois, il m'a semblé que le simple exposé des résultats n'avait en soi qu'un intérêt assez restreint : un autre problème se pose, en effet, à côté de celui de savoir « *quels* » malades sont améliorés ou guéris dans telle ou telle station sulfureuse : c'est celui de savoir « *comment* » ils guérissent. Et c'est pourquoi j'ai cru devoir saisir cette occasion qui m'était offerte de vous exposer le mécanisme des guérisons que l'on obtient classiquement à Cauterets, qui est le type de toute une catégorie de stations sulfureuses pyrénéennes rançaises. Ce faisant, je vous permets d'éclairer vous-même votre religion vis-à-vis de cette station et par conséquent je vous donne, du même coup, la clef de toutes ses indications et contre-indications. Enfin, j'obéis de mon mieux à l'article 1 des Statuts de notre Société, qui demande à chacun de nous de faire tous ses efforts en vue de « faire connaître les Stations hydrominérales françaises et en particulier celles de la région du Sud-Ouest ».

***

Messieurs,

Max Durand-Fardel, dans un de ses livres resté la base de nos connaissances hydrologiques, disait : « Les Eaux minérales nous offrent trois ordres de moyens thérapeutiques ; ce sont : 1° le médicament constitué par l'Eau prise en boisson ; 2° les procédés balnéothérapiques et autres modes d'administration du médicament ; 3° les conditions hygiéniques qui se rencontrent dans les stations de cure ».

Cette formule a le très grand mérite de placer au premier rang des facteurs thérapeutiques, employés dans la plupart des stations sulfureuses, l'Eau prise en boisson. C'est qu'en effet cette médication constitue le mode d'administration le plus actif du médicament hydrominéral ; et que, de plus, ses effets thérapeutiques se trouvent conditionner tous les autres, ainsi que nous allons le voir.

Ces réserves faites, et suivant en cela les tendances modernes, convenons que nous devons considérer comme des facteurs curatifs presque aussi puissants, ce que Durand-Fardel appelait « les procédés balnéothérapiques », parce que ce sont eux qui constituent le substratum de ce qu'on peut appeler la médication physiothérapique hydrominérale, par opposition à la médication chimiothérapique, représentée surtout par la boisson. Il n'est pas douteux aujourd'hui, en effet, que l'on doive attribuer aux agents physiques de nos Eaux, employées surtout sous forme de bains ou douches, ou encore de humages, toute une série de propriétés particulières de nos sources.

Des théories, mettant les succès thermaux sur le compte de l'électricité ou de la radioactivité, de l'ionisation ou du pouvoir catalytique, ont même été considérées tour à tour comme susceptibles d'expliquer à elles seules l'activité encore inexpliquée des Eaux thermominérales. C'était là sans doute être par trop particulariste — surtout à une époque où la base de la classification de nos stations est encore le point de vue chimique —, mais, de plus, c'était commettre une deuxième fois l'erreur qui nous avait fait penser qu'un seul des constituants chimiques d'une Eau pouvait en expliquer tous les effets. Cette façon d'envisager les choses avait certainement contribué à obscurcir le mystère de l'action thérapeutique de nos Eaux, assurément très complexe. Si, en effet, on a pu crier au miracle pour avoir constaté que 23 mgr. de monosulfure de sodium, dissous dans 1 cc. d'eau distillée stérilisée — et même isotonisée — ne produisaient sur l'organisme injecté que des effets insignifiants, alors que 1 litre d'Eau minérale de Cauterets, qui en contient exactement la même proportion, produisait des modifications considérables (et même néfastes à cette dose) chez le même individu, c'était tout simplement pour avoir nié de parti pris l'action de tous les autres sels contenus dans les Eaux, les propriétés physiques de cette Eau et enfin les conditions hygiéno-diététiques qui en accompagnent d'habitude l'ingestion. Pour plus de prudence, suivons donc pas à pas Durand-Fardel dans sa proposition et étudions d'abord les effets thérapeutiques de l'Eau, en tant que solution chimique assimilable.

*
* *

Messieurs, l'Eau prise en boisson constitue bien plus encore une médication qu'un médicament : une médication, parce qu'elle apporte à l'organisme, placé préalablement dans des conditions tout à fait spéciales, un médicament lui-même très différent des médicaments ordinaires, de par sa complexité et de par sa dilution. Pour absorber ce médicament, l'organisme est obligé, en effet, d'ingérer avec lui une quantité de liquide considérable, c'est-à-dire un diurétique puissant. Ce diurétique est non seulement hydrurique, mais encore azoturique, de par les propriétés de certains de ses constituants, chimique ou physique, auxquels il sert de véhicule. Boire de l'eau de Cauterets, — et surtout dans les conditions où on la boit, le matin à jeun et l'après-midi vers cinq heures — c'est donc avant tout faire une cure de désintoxication énergique. Personnellement, l'importance de cette cure nous paraît primordiale, éliminatoire peut-on dire, car sans elle il n'est pas possible d'agir sur les malades auxquels s'adresse, en règle générale, le traitement sulfureux : terrains encombrés de matériaux toxiques, qui ne peuvent être évacués spontanément et dont il convient avant tout, par conséquent, de favoriser l'élimination. Cette lutte contre l'auto-intoxication ne date pas d'aujourd'hui : les Anciens, en effet, qui avaient déterminé très finement les circonstances *optimae* de l'administration des Eaux, ne poursuivaient pas d'autre but lorsqu'ils purgeaient leurs malades avant de les envoyer dans les stations thermales ; il faut voir dans cette pratique — trop oubliée de nos jours — une manœuvre destinée à les désintoxiquer et à les mettre, de ce fait, dans les meilleures conditions de réceptivité vis-à-vis du médicament hydrominéral.

La boisson, à ce point de vue, nous paraît la médication rationnelle à opposer aux bradytrophiques ; elle seule est douée de propriétés indiscutablement diurétiques. La méthode hypodermique pourrait cependant lui être victorieusement opposée, mais à cause des difficultés matérielles de son application, à cause de la nécessité qu'elle comporte d'employer l'Eau loin de la source, de la stériliser et de l'isotoniser — toutes manœuvres qui lui font perdre beaucoup de ses propriétés —, elle ne peut être qu'une méthode d'exception.

J'ai insisté, Messieurs, sur cette propriété diurétique et partant désintoxicante de l'Eau, non pas qu'en ce qui concerne Cauterets je sois partisan de l'adage célèbre « les Eaux minérales agissent plus par ce qu'elles emportent que par ce qu'elles apportent », mais parce que, en clinique thermale, les premiers symptômes notés chez les malades en traitement sont précisément des symptômes de désintoxication banale. Ce sont eux qui conditionnent le pronostic de la cure ; aussi dans toutes les stations thermales s'efforce-t-on, consciemment ou pas, de les provoquer avant tout autre par l'administration à peu près exclusive, durant les tout premiers jours de la cure, d'eaux peu ou pas minéralisées (telles la source de Rieumiset ou les sources dites « dégénérées », à Cauterets).

Ces symptômes, que nous énumérons simplement ici et qui surviennent généralement vers le 3e ou le 4e jour de la cure, consistent en une sensation spéciale bien connue des curistes de bien-être, d'entrain, d'euphorie, avec retour des forces physiques et morales et de l'aptitude au travail. Toutes les fonctions s'accomplissent avec facilité, mais ce qui domine c'est la polyurie, dépassant ordinairement 2 litres par jour, et s'accompagnant d'une augmentation de la densité urinaire et, par conséquent, du taux des matières extractives : on note tout particulièrement l'abondance de l'acide urique, des sulfoconjugués et des autres principes azotés urinaires, — et quand l'évacuation urique est terminée (au bout de 6 à 8 jours), une augmentation persistante des quantités uréiques éliminées et l'élévation de rapport $\frac{\text{Azote uréique}}{\text{Azote total}}$, indice de l'amélioration de la nutrition azotée, devenue plus active. Parallèlement, on observe une suractivité dans les fonctions des autres émonctoires : en particulier, la sueur est plus facile et plus abondante : sa toxicité, plus grande dans les premiers jours, diminue vraisemblablement dans les derniers jours de la cure. Enfin, les selles sont abondantes et fortement colorées par excitation du foie. On note encore, et particulièrement chez les lymphatiques à tissus blafards, une perte de poids pouvant atteindre plusieurs kilogrammes et qui paraît traduire la déshydratation des tissus, infiltrés par suite de la présence des résidus toxiques, au fur et à mesure de leur élimination.

Au spiromètre de Verdin, on constate une augmentation de la capacité respiratoire. Mais il est un autre appareil qui nous permet de suivre pas à pas cette évolution vers la guérison : c'est l'oscillomètre de Pachon.

Grâce à lui, nous pouvons constater, en effet, dès le 4e ou 5e jour de la cure, une diminution à peu près constante du chiffre de la pression minima. Cet abaissement traduit d'une manière tangible l'amélioration des conditions de la mécanique circulatoire, par suite de la disparition du spasme des petits vaisseaux sous l'influence des toxines vaso-constrictives et, par suite, de la plus grande facilité de la circulation de retour périphérique et viscérale profonde. Le chiffre de la pression maxima reste stationnaire ou s'élève : soit par suite de l'hypertension due à l'ingestion de l'Eau en assez grande quantité, soit par suite de l'hypertrophie cardiaque ou, du moins, l'augmentation de la valeur fonctionnelle du myocarde qui se produit, à certaines altitudes, sous l'influence de l'exercice régulier dans un pays accidenté. Quoi qu'il en soit, l'oscillomètre enregistre toujours une augmentation de la pression différentielle ; l'amplitude des oscillations de l'aiguille est, quelquefois, nettement accrue : c'est que le travail du cœur est devenu plus énergique et plus productif ; à fatigue égale, le rendement est devenu bien supérieur. C'est là, nous semble-t-il, le véritable critérium de l'amélioration qui s'est déjà produite.

Messieurs, ces symptômes correspondent à des bénéfices considérables pour les malades. Ces bénéfices, en effet, sont du même ordre que ceux que les lithiasiques retirent de leur séjour dans les stations oligo-chrématiques, telles que Vittel, Evian, Contrexéville, dont le succès est dû aux vertus presque exclusivement éliminatrices de leurs Eaux. Ils sont le résultat des bons effets diurétiques de l'Eau, qui a entraîné d'abord la désintoxication des malades et, ensuite, la décongestion des organes ayant subi un processus d'inflammation chronique. Enfin, ils traduisent dans une certaine mesure la faillite de l'élément inflammatoire lui-même, car la vitalité du microbe est déjà amoindrie par suite de l'exaltation conférée à la défense organique, débarrassée de ses ennemis frénateurs, les auto et les exotoxines.

Il n'en est pas moins vrai que les malades, justiciables de Cauterets, n'ont alors parcouru qu'une partie du chemin. Ils sont alors — permettez-moi cette comparaison — exactement dans la même situation que le cœur hyposystolique, auquel la digitale est devenue nécessaire : mais, avant l'administration de ce précieux remède, on a soin de diminuer autant que possible le travail du cœur, en prescrivant au malade le lit et le lait ; on a, de plus, évacué les œdèmes, sollicité le rein avec la théobromine, désintoxiqué le malade à l'aide d'un purgatif drastique, — toutes manœuvres qui ont eu pour but d'ouvrir la voie au médicament. Ce n'est qu'alors que la voiture étant déchargée (1), on songe à fouetter le cheval, c'est-à-dire à donner la digitale. Après l'effort des premiers jours, nos malades sont exactement dans les mêmes circonstances : énergiquement désintoxiqués, ils sont dès lors dans les meilleures conditions pour utiliser les forces dynamisantes et eutrophiques des Eaux ; ils sont vraiment en état de réceptivité pour tout ce que va leur apporter l'Eau. Or, quels sont les éléments auxquels elle sert de véhicule ?

Le soufre d'abord, et sous une forme particulièrement assimilable. Ne croyez pas, Messieurs, que je veuille abuser de votre patience et permettez-moi une parenthèse qui me paraît absolument nécessaire pour vous faire comprendre l'importance biologique de ce métalloïde.

Le soufre, on ne le sait pas assez, en effet, est un des constituants vitaux indispensables de notre organisme. Il fait partie intégrante de notre molécule protéique, « celle qu'il n'est plus permis aujourd'hui d'appeler quaternaire », et il est aussi nécessaire, par conséquent, à la vitalité de nos cellules que l'azote, le carbone ou le phosphore. Par ses quantités et son importance trophique, il se place même avant le phosphore et « il est certainement le pivot autour duquel se produit toute une série de réactions chimiques importantes ».

A l'état organique, il existe dans la molécule d'albumine dans la proportion de 2 o/o. On le rencontre sous forme de :

a) Cystéine (composant vital, facile à mettre en évidence dans la molécule protéique et d'où dérivent tous les produits de désassimilation contenant du soufre) ;

b) Kératine dans les tissus ectodermiques ;

c) Combinaison dans les jécorines, protagons et acides glucothioniques ;

d) Combinaison dans les cartilages ;

e) » dans les parois artérielles.

Il existe enfin dans certaines sécrétions : la salive, la bile, l'urine, la sueur. Tous les liquides de l'organisme en con-

---

(1) Suivant l'expression de Peter.

tiennent également à l'état minéral (tels les sulfates du sérum sanguin, etc.).

Ce soufre provient normalement des aliments, mais ceux-ci ne suffisent toujours pas à la consommation organique, surtout quand celle-ci est anormale, comme cela se passe dans certaines maladies, telles que les dermatoses à grande étendue, certains catarrhes bronchiques, peut-être même certaines maladies articulaires. De tels syndromes s'accompagnent de pertes considérables en soufre : le mucus bronchique, notamment, en contient 1,4 o/o. Ce chiffre seul donne une idée de la déminéralisation soufrée qu'est susceptible d'entraîner une expectoration bronchique persistante.

Ce n'est pas tout, car non seulement le soufre peut abandonner l'organisme par des voies pathologiques, il est encore susceptible de s'éliminer par les urines, dans des proportions anormales, chez certains individus. Ceux-ci, considérés tour à tour comme des neurasthéniques, des anémiques ou même des lymphatiques, sont tout simplement peut-être des sulfaturiques, chez qui la nutrition soufrée est profondément viciée, comme la nutrition phosphorée se trouve l'être chez certains tuberculeux. Et c'est pourquoi le rôle que doit jouer le soufre, en tant qu'élément réparateur, réminéralisateur, nous apparaît comme si considérable ; aujourd'hui, du reste, il semble rentré définitivement dans la thérapeutique courante et, récemment encore, les Professeurs A. Robin et Maillard signalaient ses bons effets dans certains rhumatismes de vieille date, réputés incurables (1).

Tel est, à grands traits, le rôle biologique du soufre organique. Examinons maintenant comment ce soufre se comporte dans l'organisme, lorsqu'il y est introduit dans un but thérapeutique. En ce qui concerne ces transformations intimes *in vivo*, nous n'avons encore, on le conçoit, que des données toutes hypothétiques. Ce qu'il est seulement possible de savoir de précis à ce sujet, c'est comment il rentre et comment il sort, suivant la forme ingérée. Voici cependant ce qui est classiquement admis quant à son métabolisme :

---

(1) *Journal des Praticiens,* 29 Novembre 1913.

Le soufre actif, contenu dans les eaux dites « sulfureuses » (et qui s'y trouve soit en suspension à l'état colloïdal soit sous forme de sulfures ou d'hydrogène sulfuré), se transforme, au niveau de la muqueuse gastro-intestinale, en hydrogène sulfuré (H^2S). Cet H^2S ainsi formé est éliminé, dans une certaine proportion, par la bouche, sous forme d'émissions gazeuses, quelques minutes même après l'absorption de l'eau. Mais la majeure partie passe dans le sang, où elle subit des destinées diverses : une partie, en effet, s'élimine toujours, sous forme d'H^2S, par les muqueuses pulmonaire et intestinale ainsi que par la peau ; une autre s'incorpore au fer des globules rouges, pour former du sulfure de fer ; une autre enfin est oxydée dans le sang, aux dépens de l'oxygène qui est dissous dans le plasma et de l'oxyhémoglobine des globules rouges, si bien qu'on a pu dire qu'à haute dose H^2S pouvait devenir un véritable poison du sang.

Cette oxydation a pour effet de libérer du S à l'état naissant l'oxygène s'emparant du radical H^2 pour former de l'eau. C'est ce soufre qui va jouer le rôle intéressant, car c'est lui qui va s'incorporer à la molécule vivante et, s'il y a lieu, combler les pertes soufrées. Sa fixation ne se fait pas cependant d'emblée ; en effet, il rencontre dans l'économie — je cite ici la propre définition de M. de Rey Pailhade, qui l'a découvert — « un principe immédiat, défini, mais encore à formuler, qui, répandu dans notre organisme et aussi le règne végétal, aurait la propriété d'hydrogéner le soufre à la température ordinaire. »

Ce principe, véritable diastase d'hydrogénation, auquel l'auteur a donné le nom de philothion (ami du soufre) et qu'il a pu isoler en le dissolvant dans l'alcool à 90°, reformerait donc de l'hydrogène sulfuré ; celui ci repasserait dans le sang et le cycle recommencerait jusqu'à ce que l'organisme, ayant utilisé tout le soufre dont il a besoin, en rejette l'excès dans les urines. Il y a donc, on le voit, au sein de nos tissus, une mise en circulation intense de soufre, à la faveur de laquelle se produisent les actes biologiques importants signalés plus haut.

Quant au soufre inutilisé ou désassimilé, il subit, avant de s'éliminer, une série d'oxydations de plus en plus intenses, si bien qu'il sort de l'organisme sous forme de composés au maximum oxygéné ; la salive, les matières fécales en éliminent ainsi une partie ; mais la presque totalité s'élimine par les urines sous forme de sulfates et de corps sulfo-conjugués. Ces derniers, résultat de la combinaison du soufre avec certains corps hautement toxiques de la série aromatique, sont eux-mêmes, on le sait, d'une faible toxicité ; avant de nous quitter, le soufre nous rend ainsi un dernier service, celui de ménager le filtre rénal.

Les déductions thérapeutiques qu'on peut tirer de ce que je viens de vous dire sur le soufre statique et le soufre circulant sont des plus intéressantes, puisqu'elles nous expliquent en grande partie les effets mêmes de nos Eaux. Je les énumère simplement ici, car il vous sera désormais facile de les déduire vous-mêmes de ce qui a été dit précédemment : action de remontement, de revigoration, due aux propriétés excitantes du soufre vis-à-vis de la nutrition en général, mais plus particulièrement de la nutrition azotée ; — action reminéralisatrice portant sur l'organisme entier, mais plus volontiers sans doute sur les organes, au niveau desquels il y a une circulation soufrée plus active : poumons, peau, cartilages articulaires, voies digestives ; — action antizymotique microbicide, d'où résultent les propriétés anticatarrhales des eaux sulfureuses et sur laquelle on a basé par analogie les applications industrielles de soufre : S en fleurs contre l'oïdium, So^2 pour la conservation des vins blancs, etc.

Enfin, notons que l'hydrogène sulfuré, en s'éliminant à travers les muqueuses intestinale et pulmonaire et l'épithélium des glandes de la peau, excite directement les terminaisons nerveuses, d'où résulte des modifications profondes dans la nutrition et le mode de réaction de ces tissus vis-à-vis des agents pathogènes. Par ce processus, la défense est exaltée, et c'est certainement pour une grande part, grâce à la leucocytose qui se produit sous l'appel de H^2S, que survient volontiers la guérison.

Messieurs, je n'ai pas mentionné encore la nature des composés sulfurés contenus dans les eaux de Cauterets. C'est qu'il y en a plusieurs et que tous sont loin d'avoir la même activité. En effet, en principe, et ceci résulte de ce que nous avons dit plus haut du métabolisme du soufre, un composé soufré est d'autant plus actif qu'il contient moins d'oxygène ; donc, par ordre d'activité thérapeutique décroissante, on doit placer en tête et sur la même ligne, semble-t-il, puisque non oxygénés tous trois, l'hydrogène sulfuré, le soufre colloïdal et les sulfures, en 2e ligne les sulfites, en 3e les hyposulfites, en 4e enfin les sulfates.

A Cauterets, les Eaux contiennent un composé soufré de 1re ligne, le monosulfure de sodium ; mais on y décèle aussi de notables quantités de sulfites et d'hyposulfites. Le monosulfure de Nd, toutefois, demeure le composé actif de nos Eaux : c'est lui qui donne sa personnalité à nos sources et qui possède cette activité particulière qui demeure la cause primordiale de leur note nettement excitante.

Toutefois, nous devons remarquer qu'il en existe dans chaque source des proportions assez variables : de ce fait, chacune d'elles se trouve avoir des propriétés assez différentes, et d'autant plus que les sulfites, les silicates alcalins, etc., varient en quantité de leur côté. Il y aurait lieu d'écrire à ce sujet un bien long chapitre, malgré qu'il soit assez classique de plaisanter l'hydrologue sur la fameuse « gamme chromatique thérapeutique » que possèdent certaines stations pour le plus grand bien des malades. Mais ce n'est pas ici le lieu, puisque je me suis proposé de vous signaler simplement les différents facteurs susceptibles d'expliquer dans une certaine mesure les guérisons obtenues à Cauterets.

Revenons aux sulfites et hyposulfites : je vous ai dit qu'ils possédaient les propriétés des sulfures, mais nettement atténués, puisque déjà oxygénés. Si les sulfures sont nettement excitants, en effet, et si l'on doit leur attribuer toutes les propriétés que je vous ai énumérées en étudiant la biochimie du soufre, les sulfites et hyposulfites sont simplement toni-sédatifs. A cause de leur constitution chimique et de la douceur de leurs effets, ils caractérisent les sources dites « dégénérées », pauvres en monosulfure. Ces sels jouissent en outre de la propriété de fluidifier les matières mucoïdes et albuminoïdes, d'exciter l'appétit et d'augmenter la quantité des urines. Enfin, ils forment avec les sels de mercure et de plomb des sulfoalbuminates solubles, s'éliminant de ce fait avec facilité, d'où l'indication de leur emploi chez les syphilitiques et saturnins. Ces sources dégénérées sont utilisées aussi, pour toutes ces raisons, dans tous les cas où la médication soufrée doit être employée avec modération, et tout particulièrement au début et à la fin des cures, où les sources fortes sont souvent dangereuses.

Action de l'eau en tant que diurétique et ses conséquences, action des composés soufrés, voilà qui suffisait autrefois pour expliquer la presque totalité des modifications observées chez les malades. Il y a cependant dans l'eau de Cauterets d'autres éléments susceptibles de faire varier ses effets. Ce sont : les silicates alcalins, la silice, des chlorures, des sulfates et des carbonates en petite proportion ; de la glairine, qui nous réserve peut-être des surprises et que l'on étudie en ce moment à Toulouse, sous l'impulsion du professeur Garrigou ; enfin, des métaux et des gaz.

Un mot sur les silicates : Gigot Suard les jugeait d'une activité telle qu'il avait basé sur leur action spéciale une classification extrêmement intéressante de nos Eaux. Ces sels ont des propriétés antifermentescibles et antiputrides à petite dose, ainsi que l'ont établi les travaux de Dumas, Papillon, Rabuteau. Ils paraissent, de plus, avoir une action élective sur le foie, dont ils excitent les fonctions, particulièrement la fonction biliaire. Ils auraient enfin la propriété de dissoudre l'acide urique à froid, d'où leur indication dans les cas où la diathèse arthritique est patente. Ils paraissent, eux aussi, avoir acquis leur droit de cité dans la thérapeutique pharmaceutique ; le silicate de soude a été préconisé notamment dans les cystites (Dubreuilh), la blennorrhagie, les métrorvaginites, certaines maladies de la peau, la tuberculose et même l'artériosclérose. A Cauterets, les sources qui en contiennent beaucoup dites « silicatées sulfureuses » d'après Gigot Suard et dont le type est la source de Mauhourat, sont surtout employées dans certaines maladies cutanées et chez les malades dont les fonctions digestives ont besoin d'être réveillées. Ils tempèrent par leur présence les effets excitants du monosulfure, si bien qu'on peut dire qu'à sulfuration égale, les effets sont d'autant plus doux que les principes alcalins sont plus abondants et réciproquement. Pour citer un exemple, à Cauterets la source sulfo-silicatée de César (23 milligr. de monosulfure et 10 centigr. de silicates) est mieux tolérée que l'eau sulfureuse simple de la Raillère (17 milligr. de monosulfure et 4 centigr. de silicates).

Les autres sels alcalins dissous dans nos Eaux ne paraissent pas doués de propriétés très particulières : par leurs heureuses proportions, ils contribuent à rendre l'Eau plus assimilable.

Messieurs, avant de quitter ces sels — monosulfure, sulfites, silicates de soude et les autres — il convient de remarquer que, par suite de leur dilution, acides et bases qui les constituent se trouvent pour une très forte proportion à l'état d'éléments électrolytiques dissociés. Ce n'est pas ici l'endroit de rappeler longuement et les théories et les discussions qui ont été soulevées au sujet de l'ionisation ; mais il est permis de remarquer que chacun de ces éléments séparés possède une valeur thérapeutique centuplée, du fait même qu'ils sont à l'état d'ions libres : celle des corps à l'état naissant. Cette considération explique en partie pourquoi les solutions hydrominérales pourtant faiblement minéralisées ont une puissance thérapeutique si grande.

Plus intéressantes peut-être sont les théories qui ont été émises au sujet des métaux et des gaz décelables dans nos Eaux. Il y a déjà quelques années que le professeur Garrigou, le premier en France, a attiré l'attention des hydrologues sur la présence de certains métaux contenus dans les Eaux thermo-minérales. Il est possible d'en déceler la plupart par la méthode chimique, mais la spectrographie, entre les mains de MM. Bardet père et fils, a permis d'en dresser la liste complète. C'est ainsi que, dans les Eaux de Cauterets en particulier, on trouve : de l'argent (dans toutes les sources, moins César), du bismuth (dans Mauhouret, Pauze, le Pré), du cuivre (César, le Pré), de l'étain, du gallium, du germanium, du glucinium (le Bois), du mercure, du molybdène, du nickel (la Raillère), du plomb, du tungstène (Petit Saint-Sauveur). Par contre, l'antimoine, l'arsenic, le cobalt, le chrome, l'or, le palladium, le platine, le thalium, le titane, le vanadium, le zinc n'ont pu être décelés (1). Quoique ces métaux soient dans des proportions infinitésimales, leur connaissance n'en a pas moins une grande importance pratique. En effet, ils se trouvent vraisemblablement suspendus dans les Eaux à l'état colloïdal ; ce sont eux que l'on verrait à l'ultramicroscope, ce qui permet de les considérer comme ayant toutes les propriétés des « ferments métalliques », pour employer l'heureuse expression du professeur A. Robin. Ces propriétés sont suffisamment connues pour que nous n'insistions pas sur ce sujet. Quant à l'action particulière de chacun de ces métaux, il suffit, pour se l'expliquer, de se rappeler les fameuses expériences de Burq. Cet auteur avait constaté que, dans certains états pathologiques, l'application de certains métaux sur la peau déterminait des modifications sensitives et vaso-motrices. Le professeur Garrigou a pensé que, par analogie, dans certains états morbides encore mal connus, l'absorption, par voie buccale ou cutanée, de tel ou tel métal, pour lesquels précisément le malade se montrerait sensible, entraînerait peut-être son amélioration. Et, de fait, des malades, sensibles à un métal donné, ont pu être améliorés seulement avec des Eaux thermales qui contenaient ce métal, alors que dans les stations où les Eaux n'en contenaient pas, ils n'obtenaient de leur cure aucun résultat.

Une autre hypothèse a été émise par Garrigou pour expliquer la disproportion des effets et de la dose de ces métaux suspendus dans les Eaux : c'est que, peut-être, il faut rapporter le secret de leur action à la quantité énorme d'énergie encore vierge qu'ils apportent des profondeurs de notre globe.

Enfin, toujours à propos de ces métaux, ou plutôt des colloïdes des Eaux (qui ne sont pas uniquement constitués par les métaux), un nouveau problème s'est posé, dont nous devons dire un mot. On a remarqué récemment, en effet, et mis sur le compte de ces colloïdes (il conviendrait de séparer ces deux questions, d'après Glénard, Foucaud et Salignat) que certaines Eaux minérales, mises en présence d'eau oxygénée, étaient susceptibles de provoquer plus ou moins rapi-

(1) Les autres métaux figurent à l'état de sels ionisés.

dement sa décomposition. Les Eaux qui se comportent ainsi vis-à-vis de H^2O^2 et, sans doute aussi, vis-à-vis de beaucoup d'autres composés chimiques relativement stables, mais encore à rechercher, sont douées par conséquent d'un véritable pouvoir catalytique, négatif ou positif, suivant qu'elles retardent ou hâtent la décomposition du corps en expérience. Des lois précises ont déjà été établies au sujet de cette nouvelle propriété et certains composés chimiques considérés d'ores et déjà comme catalyseurs positifs et négatifs. D'après leur liste, il est possible, sous toutes réserves, de pronostiquer que les Eaux de Cauterets n'auraient qu'un faible pouvoir catalytique. Mais c'est là pure hypothèse et je ne sache pas qu'aucune expérience véritablement scientifique ait été faite à ce point de vue, avec les Eaux de Cauterets.

Reste à vous parler des gaz : c'est là encore une question toute récente, du moins en ce qui touche les gaz rares. En effet, jusqu'à ces dernières années, on savait seulement que les Eaux de Cauterets contenaient certains gaz et tout particulièrement. de l'azote. Cet azote, en effet, peut être décelé dans la plupart de nos sources, où il en existe jusqu'à 29 cc. 9 par litre, d'après Privat. On lui attribuait un rôle reminéralisateur, d'où l'indication de son emploi, dans la tuberculose notamment ; en outre, il se montrait nettement sédatif et régularisateur de la nutrition. Quelle part exacte, en réalité, doit-on lui attribuer à ce point de vue, maintenant qu'on a pu séparer de lui d'autres gaz qui, précisément, sont d'action sédative indiscutable ? C'est ce qu'on ne peut dire encore avec exactitude, les « gaz rares » semblant vouloir lui voler les propriétés qu'on lui accordait autrefois. Les premiers de ces gaz, argon et hélium, ont été découverts en 1895, par Bouchard et Troost, dans les Eaux de La Raillère. L'azote lenr sert pour ainsi dire de véhicule ; mais pour n'être mélangés à lui que dans de faibles proportions, ils n'en ont pas moins de très curieuses et très puissantes propriétés. Ces gaz, que l'on désigne sous l'appellation générale de « gaz rares », sont l'argon, le néon, le xénon, le crypton, l'hélium et le niton, ou émanation du radium. Ce sont eux qui jouissent des propriétés sédatives et régularisatrices de la nutrition et ce, parce que la plupart d'entre eux sont des gaz radioactifs. Parmi eux, le niton est de beaucoup le plus actif. Il se trouve de plus avoir un très grand pouvoir diffusif, ce qui décuple encore sa puissance. Il aurait enfin la propriété de dissoudre l'acide urique, mais ceci est contesté.

C'est la plus ou moins grande quantité de niton émanée d'une source en un temps donné qui indique le degré de radioactivité pratique de cette source. Frenkel, à qui nous devons cette notion de l'hororadioactivité, indique, pour les sources de La Raillère et César, les chiffres de 3,04 et 0,14 (en millimicrocuries), ce qui les classe parmi les eaux faiblement radioactives. Ceci cadre, du reste, tout à fait avec le caractère excitant des Eaux, les Eaux très radioactives étant au contraire sédatives. Nous pensons que cette faible quantité de niton n'est cependant pas négligeable : surtout si l'on se rappelle que c'est la radioactivité qui maintient en présence électrolytes et colloïdes (Daniel).

Messieurs, d'autres propriétés physiques confèrent à nos Eaux des propriétés particulières : leur thermalité, et leur électricité notamment.

La thermalité, qui varie, à Cauterets, entre 16° et 53°, est un élément à considérer, parce qu'il semble qu'une Eau est d'autant plus facilement digestible et plus assimilable que plus chaude. Des avantages particuliers, au point de vue matériel, résultent en outre du fait que certaines sources, comme La Raillère, jaillissent sensiblement à la température du corps humain (39°) d'où notamment la possibilité du bain à eau courante, etc...

L'électricité est également un facteur intéressant à signaler. Peut-être même, après Scoutteten, en a-t-on quelque peu abusé ; aujourd'hui, ses effets sont discutés. A Cauterets, les Eaux dévient fortement l'aiguille du galvanomètre, ce qui corrobore la loi : « les sources les plus électrogènes sont les plus excitantes et réciproquement ».

*
* *

Nous en avons terminé, Messieurs, avec l'étude des nombreuses propriétés thérapeutiques, chimiques et physiques de nos Eaux.

Il nous reste, pour être complets, à signaler le rôle des facteurs secondaires, tels que les procédés balnéothérapiques. Nous serons beaucoup plus brefs sur ce chapitre ; non pas que nous jugions sans importance le rôle de ces très précieux adjuvants, et surtout par ces temps de physiothérapie à outrance. Bien au contraire et personnellement, nous tirons des humages d'une part, des bains et des douches de l'autre, sans compter les procédés locaux, suivant leur température, leur durée, le mode d'application, l'heure de la journée où ils sont donnés, des effets souvent considérables. Mais nous estimons que les questions de balnéothérapie sont suffisamment connues de tous. De plus, les procédés mis en usage à Cauterets sont sensiblement les mêmes que dans toutes les stations thermales dignes de ce nom.

Il n'y a pas lieu, par conséquent, de s'y étendre : je vous rappellerai simplement, avant d'aller plus loin, que certains de ces procédés balnéothérapiques permettent quelquefois, à l'exclusion de tout autre, d'appliquer telle ou telle médication : c'est ainsi que le bain permet d'utiliser en particulier les propriétés électriques de l'eau, les humages, le niton qui en émane, etc. D'autres, au contraire, comme les différentes sortes de douches, agissent surtout par voie réflexe, à point de départ cutané immense.

Il y aurait lieu d'insister peut-être plus encore — parce que plus particulières — sur les conditions hygiéniques que rencontrent les malades à Cauterets, en tant que station climatique. Je signale simplement :

1° Son altitude (935 m. ; 1050 à La Raillère) entraînant pour conséquences notamment l'augmentation du nombre des globules rouges du sang et de leur richesse en hémoglobine, l'augmentation de la capacité pulmonaire, des modifications respiratoires, caractérisées surtout par une plus grande profondeur de l'inspiration, d'où utilisation meilleure des sommets pulmonaires, généralement mal ventilés ;

2° L'intensité de son insolation, pendant les heures de la journée dite « médicale », d'où la possibilité des cures héliothérapiques ;

3° La possibilité qui découle de la nature même du pays de faire des cures de terrain (on a même installé à Cauterets, selon les principes d'Œrtel, une série de lacets gradués, où les maladés peuvent s'entraîner méthodiquement).

La question diététique, enfin, commence à prendre la place qui lui revient logiquement : tous les médecins y attachent une grosse importance et les hôteliers du pays semblent vouloir les seconder.

On conçoit que, dans ces conditions, les curistes, habitués chez eux pour la plupart à un régime de vie anti-hygiénique, enfin débarrassés de tout souci moral et de toute préoccupation intellectuelle, puissent retirer de leur séjour aux Eaux les bénéfices les plus durables.

* * *

Messieurs, l'ampleur du développement que j'ai cru devoir donner à la première partie de ce travail va me permettre d'être beaucoup plus rapide dans l'exposé de la deuxième, qui en dérive logiquement et qui, comme l'indique le titre, a trait au traitement des dermatoses par les Eaux sulfureuses. Je ne dis plus, remarquez-le, « par les Eaux de Cauterets » : du reste, le traitement des maladies cutanées en rentre pas dans les indications primordiales de cette Station, qui est, avant tout, la STATION DES VOIES RESPIRATOIRES ET DES CAVITÉS QUI LUI SONT ANNEXÉES (NEZ, GORGE, OREILLE, LARYNX).

Cette réserve faite, quels sont les principes qui président à l'administration des Eaux sulfureuses en général, dans les dermatopathies. Elles agissent, nous l'avons vu, en plus de la désintoxication énergique qu'entraîne leur emploi, et qui a ici une action de première valeur, en exaltant profondément la nutrition, en s'attaquant par conséquent directement à la diathèse. Elles sont susceptibles de couvrir l'organisme de ses pertes soufrées, s'il en existe. Elles excitent les fonctions digestives et hépatiques, grâce à l'alcalinité de certains de leurs sels, en particulier les silicates. Enfin elles s'éliminent en partie par la peau, d'où, par excitation des extrémités terminales des nerfs périphériques, une suractivité du travail sécrétoire, entraînant le décapage de la peau, d'où aussi uue action parasiticide, au niveau de la lésion, celle-ci susceptible d'être renforcée encore par l'emploi des bains, pulvérisations, douches locales, etc.

Donc, nous les donnerons dans toutes les dermatoses diathésiques, à cause de leur action générale, et dans tous les cas aussi où il est utile d'agir au niveau de la lésion, à cause de leur action locale. Mais souvenons-nous plus que jamais que, d'une façon générale, les Eaux sulfureuses sont excitantes et peuvent, par leur emploi irraisonné, provoquer des poussées toujours fâcheuses au niveau de la lésion cutanée : donc, ne les employons que dans les cas torpides.

Même remarque, d'ailleurs, en ce qui concerne le terrain : toujours pour les mêmes raisons, le traitement sulfuré, en ce qui concerne les dermatopathies, s'adresse plus volontiers aux lymphatiques, malades qu'il faut secouer, qu'aux arthritiques, plus difficilement maniables. Chez ces derniers, le traitement arsenical donne de meilleurs résultats, en principe, que le traitement sulfuré. Un cas particulier : chez les adultes ayant dépassé la quarantaine, il est souvent difficile de déceler l'élément lymphatique ou arthritique qui prédomine : les cures alternantes, arsenicales et sulfureuses sont alors particulièrement recommandables.

Enfin, posons encore cette règle : c'est qu'en matière de dermatose, il faut toujours préférer une cure douce et longue à un traitement brusqué, et cela surtout chez les personnes âgées, en particulier celles qui ont une tare organique grave.

Le traitement sulfuré, du reste, donne ses meilleurs résultats chez les prétuberculeux, les anémiques, les lymphatiques *jeunes* : dans ces cas-là, les eaux fortes sont indiscutablement indiquées. Quelquefois même, mais rarement, on doit recourir aux chlorurées sulfureuses type Uriage.

Voilà les grands principes : mais, dans la pratique, il convient de remarquer que chaque station sulfureuse, à cause de la variété en qualité et en quantité des éléments qui rentrent dans la composition de ses eaux, possède une activité thérapeutique spéciale.

C'est ainsi que parmi les Eaux sulfureuses :

1° Les unes sont à la fois peu sulfurées, très alcalines et riches en glairine (cette substance ayant des propriétés

« adoucissantes » très accentuées), telles Molitg, La Preste, St-Gervais, Les Eaux-Chaudes, certaines sources d'Ax : elles s'adressent aux formes relativement irritables des dermatoses (il est entendu que les formes irritables sont exclues, par définition). Citons, par exemple, certains herpès, certains prurigos à tendance chronique, certains urticaires dans les mêmes conditions, l'eczéma chronique, mais sur lequel se greffent quelquefois des poussées subaiguës. Lorsque ces différentes dermatopathies alternent avec des poussées bronchorrhéiques, l'indication des sulfureux s'impose avec plus de netteté.

2° D'autres Eaux sont déjà plus sulfurées, ou moins alcalines, telles les sources blanchissantes d'Ax et Luchon et, à Cauterets, la source Pauze. Elles s'adressent à des formes déjà nettement chroniques ou greffées sur des terrains lymphatiques, qu'il faut fouetter : l'eczéma séborrhéique, qu'on a dit être le « triomphe de la médication sulfurée » (Lamarque), en est le type ; citons encore, dans cette catégorie, le purpura (période de convalescence), le lichen scrofulorosum et les autres scrofulides, certains lupus, dont le lupus érythémateux.

3° Enfin les dernières, nettement excitantes, telles certaines sources d'Ax et de Luchon, Cauterets et Barèges, s'adressent aux formes nettement torpides de l'eczéma, en particulier les formes verruqueuses et papillomateuses, ou celles qui sont localisées aux oreilles ou au nez ;

A l'acné et, dans ses tout débuts, à l'acné hypertrophique ;

A la pelade ;

Au psoriasis ;

A l'ichthyose et autres kératodermies.

Dans un autre ordre d'idées :

Aux plaies rebelles et atones ;

A certains ulcères variqueux.

Messieurs, on me reprochera peut-être d'avoir singulièrement écourté cette partie de mon travail. J'ai cru bien faire en agissant ainsi, parce que vous en déduirez plus nettement cette vérité qu'il existe seulement un petit nombre de dermatopathies justiciables des sulfureux et que vous pourrez, par conséquent, mieux les retenir. J'ai cherché, du reste, beaucoup plus à poser les grandes lignes de leur thérapeutique qu'à en dresser la liste strictement complète.

Quant au traitement spécial dirigé dans les différentes stations contre chacune d'elles, je n'en ai pas parlé, parce que c'est là question de technique assez peu intéressante pour la majorité des médecins, qui veulent simplement trouver, dans les rapports spéciaux, des indications très précises leur permettant d'opposer telle ou telle médication à chacun de « leurs cas. »

Issoudun. — Imp. H. Gaignault, 15, rue Victor-Hugo.

www.ingramcontent.com/pod-product-compliance
Ingram Content Group UK Ltd.
Pitfield, Milton Keynes, MK11 3LW, UK
UKHW022202190726
13855UKWH00004B/1592